P̲aul BRUN

Docteur en Médecine

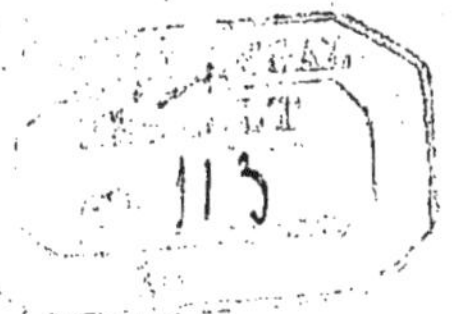

CONTRIBUTION A L'ÉTUDE

DE

L'ANAPHYLAXIE

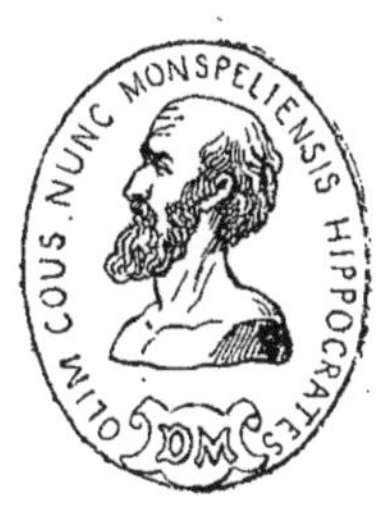

CONTRIBUTION A L'ÉTUDE

DE

L'ANAPHYLAXIE

PAR

Paul BRUN

DOCTEUR EN MÉDECINE

MONTPELLIER
IMPRIMERIE DELORD-BOEHM ET MARTIAL
ÉDITEURS DU « MONTPELLIER MÉDICAL »

1905

AVANT-PROPOS

Arrivé au terme de nos études médicales, nous sommes heureux d'adresser à tous nos professeurs de l'Ecole de Médecine de Marseille, et plus particulièrement à MM. Queirel, Alezais, Arnaud Fr., Domergue, Imbert et Jourdan, nos meilleurs remerciements pour leurs excellentes leçons et pour la grande bienveillance qu'ils nous ont témoignée.

Il nous est surtout agréable de dire à notre très honoré Maître, M. le professeur Arthus, combien nous lui sommes reconnaissant des si nombreuses marques de sympathie qu'il nous a données. En nous indiquant le sujet de ce travail et en nous aidant à le mener à bonne fin, par ses affectueux encouragements et ses conseils éclairés, il nous a rendu un service dont nous apprécions toute la valeur.

M. le docteur Roux de Brignoles, chirurgien des Hôpitaux, et M. le docteur Eugène Laplane, médecin du Lycée, nous ont constamment témoigné un bienveillant intérêt et ont été pour nous des guides aussi intelligents que dévoués. Qu'ils nous permettent de leur exprimer ici notre vive gratitude.

Enfin, c'est avec plaisir que nous prions M le docteur Maury, secrétaire de l'Ecole de Médecine, qui a toujours été si obligeant pour nous, de croire à notre sincère amitié.

M. Hédon, professeur de physiologie à la Faculté de Médecine de Montpellier, nous a fait le grand honneur d'accepter la présidence de notre thèse. Qu'il veuille bien agréer l'expression de notre respectueuse et profonde reconnaissance.

CONTRIBUTION A L'ÉTUDE

DE

L'ANAPHYLAXIE

INTRODUCTION

Depuis que **MM.** von Behring et Kitasato ont montré
qu'on peut immuniser les chevaux contre la toxine diphtérique par des injections progressivement croissantes de
toxine, les faits de ce genre se sont multipliés, et l'on sait
aujourd'hui qu'un assez grand nombre de toxines, ainsi
que quelques toxalbumines végétales ou animales (abrine,
ricine, venin des serpents) peuvent conférer à certains
animaux dans des conditions semblables une immunité
parfaite. Ce sont là des phénomènes de *prophylaxie* bien
connus.

Or, ces phénomènes d'accoutumance ne se produisent
pas toujours, et l'on a pu constater chez certains animaux,
dans quelques cas particuliers, la tendance contraire à la
précédente, c'est-à-dire une exaltation de la sensibilité
vis-à-vis de la toxine injectée. C'est pour désigner cette
phylaxie à rebours, en particulier pour désigner la propriété

dont est doué le poison extrait des tentacules d'actinies, de diminuer au lieu de renforcer l'immunité, lorsqu'il est injecté à doses non mortelles, que MM. Richet et Portier ont créé, en 1902, le mot *anaphylaxie* (ανα, en arrière ; φυλασσις, protection).

Les travaux qui ont été faits à ce sujet depuis cette époque semblent prouver que l'anaphylaxie est un phénomène assez général et que beaucoup de substances sont capables de produire des effets analogues à ceux du poison des actinies. Aussi, pensons-nous qu'il y a lieu de donner au mot anaphylaxie un sens très général pour désigner l'état d'hypersensibilité qui est déterminé dans un organisme à la suite d'une ou de plusieurs injections d'une substance, toxique ou non toxique, vis-à-vis des injections ultérieures de cette même substance.

C'est en donnant à ce mot ce sens très large, que nous pouvons faire entrer dans le cadre de l'anaphylaxie les résultats de nos recherches personnelles sur les phénomènes produits chez le lapin par des injections répétées de lait dégraissé et d'albumine d'œuf.

Notre thèse comprendra deux parties. Dans la première, nous exposerons aussi clairement que possible tous les faits d'anaphylaxie signalés jusqu'à ce jour ; dans la seconde, nous ferons connaître les expériences que nous avons faites et les conclusions qu'elles comportent.

PREMIÈRE PARTIE

HISTORIQUE

Travaux de M. le Professeur Ch. Richet. — En essayant
de faire croître la résistance des chiens vis-à-vis du venin
contenu dans le sérum d'anguille, MM. Charles Richet et
J. Héricourt avaient été amenés à constater, en 1898, qu'à
la suite de trois ou quatre injections de sérum, faites à plusieurs semaines de distance, la sensibilité de ces animaux
s'était considérablement exaltée au lieu de s'émousser, si
bien qu'ils avaient fini par dépérir, devenir étiques et
mourir dans la cachexie.

C'était là le contraire de ce qu'ils espéraient obtenir, c'est-
à-dire un véritable phénomène d'anaphylaxie ; mais ce ne
fut que plus tard que MM. Richet et Portier, à la suite de
leurs travaux sur le poison extrait des tentacules d'actinies,
firent connaître des faits plus décisifs qui leur permirent
d'affirmer d'une manière très nette l'existence de l'anaphylaxie. Nous croyons nécessaire, en raison de sa grande
importance, de reproduire ici, dans ses parties essentielles,
la communication qu'ils firent à ce sujet à la Société de
Biologie de Paris, dans la séance du 15 février 1902 :

Nous appelons anaphylactique (contraire de la phylaxie), disent-
ils, la propriété dont est doué un venin de diminuer au lieu de
renforcer l'immunité, lorsqu'il est injecté à doses non mortelles.
Il est probable que beaucoup de venins (ou toxines) sont dans

ce cas ; mais comme on s'est attaché surtout à leur action prophylactique ou vaccinante, on a fort peu cherché encore à les étudier méthodiquement à ce point de vue.

Le poison extrait des tentacules des actinies donne un éclatant exemple d'effet anaphylactique.

Nous ne décrirons pas ici la marche de l'empoisonnement par cette actinotoxine. Qu'il nous suffise de dire que le poison des tentacules des actinies, en solution glycérinée, est mortel, par injection intraveineuse, chez le chien, quand la dose injectée dépasse o,15 centimètres cubes par kilogramme. Lorsque la dose est entre o,15 et o,3o centimètres cubes, la mort survient en quatre ou cinq jours. Au-dessus de o.3o, en quelques heures. Pour des doses inférieures à o,15 centimètres cubes, l'animal, sauf quelques exceptions, survit après une période de maladie qui dure quatre ou cinq jours.

Mais si, au lieu d'injecter des chiens normaux, on injecte des chiens ayant reçu, deux ou trois semaines auparavant, une dose non mortelle, des doses de o,o8 à o,25 centimètres cubes deviennent très rapidement mortelles, ce qui démontre l'effet anaphylactique de la première injection.

α. — Mathurin (ayant reçu vingt-trois jours auparavant o,10 = o,25. Meurt en trois quarts d'heure.

β. — Galathée (ayant reçu seize jours auparavant o,12) ≡o.12). Meurt dans la nuit.

γ. — Pierrot (ayant reçu quinze jours auparavant o,o8) = o,16. Meurt en une demi-heure.

δ. — Diane (ayant reçu dix-huit jours auparavant la toxine précipitée par l'alcool) = o,o8. Meurt en une heure et demie.

ε. — Chloralosa (ayant reçu quatorze jours auparavant o,o6) = o,10. Meurt en une heure et demie.

ζ. — Neptune (ayant reçu, vingt-deux jours auparavant o,10) = 10 Meurt en vingt-cinq minutes.

η. — Epagneul (ayant reçu 15 jours auparavant une injection de toxine chauffée) = o,25. Meurt en deux heures.

Nos expériences prouvent encore un autre fait imprévu : c'est que l'effet anaphylactique est long à se produire. Si la seconde injection est faite peu de jours après la première, l'animal se comporte comme un animal normal.

Nous avons en ce moment plusieurs chiens ayant reçu 0,12 une première fois ; puis 0,12, trois, quatre ou cinq jours après, et qui sont en bonne santé. Si cette seconde injection avait eu lieu quinze, vingt ou vingt-cinq jours après la première, ces chiens seraient probablement morts aussi rapidement que les chiens dont nous avons donné les exemples plus haut.

Il est à remarquer que ces chiens anaphylactisés étaient tous en excellent état de santé, gais, alertes, le poil luisant, mangeant bien, et augmentant de poids après la baisse de poids des trois ou quatre premiers jours.

Plusieurs hypothèses se présentent pour expliquer ces faits, qui surprennent au premier abord.

Nous nous contenterons seulement d'appeler l'attention sur l'analogie entre cette immunité diminuée (anaphylaxie) après l'injection d'actinotoxine, et l'immunité extrêmement diminuée des animaux tuberculeux contre la tuberculine.

Poursuivant ses recherches sur le poison des actinies, M. le professeur Richet a pu obtenir, précipitée par l'alcool, la matière organique renfermant la toxine actinique, à laquelle il a donné le nom de Congestine, à cause de ses effets sur l'intestin. Puis, reprenant ses expériences sur les chiens et les lapins, il a pu mettre en évidence, d'une façon de plus en plus frappante, les effets anaphylactiques de ce poison.

M. Richet fixe d'abord expérimentalement la dose toxique de congestine pour le lapin et pour le chien *(en centigrammes de matière organique par kilogramme d'animal)*, puis il montre qu'une dose non mortelle de ce poison détermine une sensibilité extrême à l'action d'une dose ultérieure. Après la deuxième injection, en effet, *(faite après un temps suffisamment long pour qu'on ne puisse admettre une action cumulative)*, il se produit de la diarrhée, des vomissements, un état semi-paraplégique, une respiration précipitée et dyspnéique; la station debout et la locomotion sont impossibles, l'animal se couche sur le flanc, dans une prostration complète et meurt très rapidement dans la plupart des cas. S'il résiste, il demeure malade et maigrit considérablement, tandis que des animaux neufs, après l'injection d'une dose plus forte, reviennent très vite à l'état normal, ou tout au moins reprennent très vite les apparences de la vigueur et de la santé.

M. Richet constate en outre que les effets anaphylactiques *peuvent* s'exercer à longue distance, puisqu'ils sont encore tout à fait manifestes au bout de six mois. Enfin, il attire l'attention sur la soudaineté des accidents : ils se produisent, en effet, immédiatement après l'injection.

Après avoir ainsi établi d'une manière irréfutable, par des expériences aussi nombreuses que probantes, la réalité de l'anaphylaxie produite par le poison des tentacules d'actinies, ce savant physiologiste a recherché si d'autres substances toxiques ne seraient pas susceptibles de provoquer l'anaphylaxie. Il s'est alors adressé à l'apomorphine et a pris pour critérium de son action toxique le vomissement, et le vomissement seul.

Il a opéré sur des chiens à jeun et a fait les injections dans le péritoine, ce qui n'entraîne jamais d'accident.

La solution de chlorhydrate d'apomorphine dont il s'est servi était très diluée : 0 gr. 00025 par centimètre cube. En général, la dose vomitive a été, chez les chiens normaux, de 1,44 centimètre cube de cette solution par kilogramme d'animal.

M. Richet cite trois exemples pour prouver l'augmentation de la sensibilité à la suite d'une première injection.

Le premier chien, qui n'avait pas vomi à 1,6, a fini par vomir à 0,77 ; le second, qui n'avait pas vomi à 1, a vomi à 0,65 ; le troisième, qui n'avait pas vomi à 1,2, a vomi à 1.

Quant à la nature même de ce phénomène, M. Richet ne croit pas qu'on puisse l'expliquer par une accumulation des doses, et cela pour plusieurs raisons : 1° Il y a, après injection de la congestine des actinies, anaphylaxie au bout de plusieurs mois et même d'une année ; 2° après injection d'une dose très forte, la sensibilité de l'animal ne paraît pas plus augmentée qu'après injection d'une dose faible ; 3° la dose injectée a été, en général, tellement faible, qu'une heure après l'injection tous les effets ont semblé disparaître.

Tels sont les importants travaux de M. Richet sur l'anaphylaxie. On peut dire que c'est surtout à lui que l'on doit d'avoir aujourd'hui des connaissances nettes sur cette intéressante question.

Observations signalées par divers auteurs. — Il est juste cependant de rappeler que d'autres auteurs ont également signalé quelques faits de même nature.

M. Knorr avait déjà remarqué, en 1895, que la sensibilité des cobayes vis-à-vis de la toxine tétanique augmentait d'une manière considérable par des injections quotidiennes d'un dixième de la dose mortelle : ces animaux mouraient avant d'avoir reçu les dix dixièmes de cette dose.

M. von Behring nous apprend aussi, en 1899, que les chevaux qui ont acquis déjà une forte immunité vis-à-vis du bacille de Nicolaïer, à la suite du traitement par la toxine, présentent parfois une extrême sensibilité à l'égard de cette dernière.

Avec la collaboration de M. Kitashima, M. von Behring a encore constaté que des animaux de diverses espèces, chevaux, singes et cobayes, peuvent présenter vis-à-vis de la toxine diphtérique la même exaltation de la sensibilité.

Nous devons enfin mentionner un travail de M. Aducco, sur les effets de la cocaïne. M. Aducco a constaté que cette substance, donnée à 2 ou 3 jours, ou même à 4 jours de distance, trouve un animal de plus en plus sensible ; mais il ne peut dire avec certitude s'il s'agit d'une action cumulative ou d'une sensibilité plus grande de l'organisme, quoiqu'il penche vers cette seconde hypothèse.

Travaux de M. le professeur M. Arthus. — De son côté, M. le professeur Arthus, pendant son séjour à l'institut Pasteur de Lille, a observé des effets anaphylactiques chez des lapins, à la suite d'injections répétées de sérum de cheval. Les expériences qu'il a faites sont trop importantes pour que nous nous bornions à en faire une courte analyse. Nous croyons utile, au contraire, de reproduire à peu près *in extenso* la communication que ce physiologiste a faite à ce propos à la réunion Biologique de Marseille, le 16 juin 1903 :

Si chez le lapin, on injecte sous la peau, dans le péritoine ou dans les veines, du sérum de cheval aseptique (expériences faites avec des sérums antitoxiques), frais ou conservé, chauffé à 57 degrés ou non chauffé, on ne produit aucun accident primitif ou tardif. *Le sérum de cheval n'est pas toxique pour le lapin*. Si on répète, à quelques jours d'intervalle, cette injection de sérum de cheval, on constate qu'après quelques injections, il produit, même à faible dose, des accidents qui, selon le degré de préparation de l'animal, sont bénins ou graves; qui, selon la voie d'introduction, sont locaux ou généraux, immédiats ou tardifs. *Le sérum de cheval est toxique pour le lapin anaphylactisé par et pour le sérum de cheval*.

Un lapin reçoit sous la peau, tous les 6 jours, 5 centimètres cubes de sérum de cheval. Après les 3 premières injections, la résorption se fait en quelques heures; après la 4ᵐᵉ injection, il se produit, dans la zone d'injection, une infiltration molle ne disparaissant pas avant 2 ou 3 jours; après la 5ᵉ injection, l'infiltration qui se reproduit, est plus dure, œdémateuse, ne se résorbant qu'après 5 ou 6 jours au moins; après la 6ᵉ injection, l'infiltration œdémateuse se transforme très rapidement en une altération profonde du tissu cellulaire sous-cutané, qui donne une masse épaissie, compacte, solide, blanche, (absolument aseptique et qui n'est pas du pus), persistant pendant des semaines, inaltérée; après la 7ᵉ injection, les mêmes modifications se produisent, en s'accentuant : la peau qui recouvre l'empâtement devient rapidement rouge, puis blanchâtre et se dessèche ; il se produit une plaque de gangrène, dont les tissus s'éliminent très lentement (plusieurs semaines) en laissant une plaie anfractueuse, profonde, se cicatrisant péniblement. L'état général de l'animal est resté bon. — C'est là une expérience typique ; mais il se peut que les périodes soient moins nettement tranchées ; il se peut que la nécrose se produise avant la 7ᵉ injection ; il se peut que les premiers accidents n'apparaissent qu'après la 5ᵉ, la 6ᵉ, la 7ᵉ injection.

Ces phénomènes locaux ne sont pas la conséquence de la répétition des injections toujours au même point, car ils se produisent à la suite d'une nouvelle injection, les n-1 premières ayant été faites dans le péritoine, la nouvelle étant la première pratiquée sous la peau.

Ces phénomènes ne sont pas la conséquence de l'accumulation du sérum dans l'organisme du lapin et de la présence d'une grande quantité de ce sérum. Car si, dans la majeure partie des expériences, les injections de sérum étaient de 5 à 10 centimètres cubes, dans plusieurs autres les mêmes phénomènes ont été observés à la suite d'injections de 1 centimètre cube et même moins, pratiquées à 8 jours d'intervalle ; tandis que des injections de 10, 20, 40 centimètres cubes pratiquées une seule fois, ou répétées pendant quelques jours, chaque jour, n'ont pas produit d'accident.

Notons en passant que les modifications profondes du tissu cellulaire et la plaque de gangrène ne se sont produites qu'à la suite d'une injection pratiquée sous la peau ventrale ou thoracique ; l'injection faite sous la peau de l'oreille n'a produit qu'un œdème d'ailleurs volumineux et assez longuement persistant.

Un lapin ayant été anaphylactisé par injections sous cutanées ou intrapéritonéales de sérum de cheval, si on injecte dans la veine de l'oreille 2 centimètres cubes de sérum de cheval, on produit des accidents qui sont, selon l'état d'anaphylaxie de l'animal, mortels ou non mortels, et qui, dans ce dernier cas, comprennent des accidents primitifs et des accidents tardifs.

Un lapin anaphylactisé par 6 ou 8 injections de sérum de cheval reçoit dans la veine de l'oreille 2 centimètres cubes de ce sérum. Après une minute environ, il secoue la tête comme pour éternuer, puis devient anxieux et agité, puis se couche sur le ventre ; sa respiration devient polypnéique, mais non dyspnéique , l'animal fait, par minute, de 200 à 250 respirations diaphragmatiques petites, régulières, sans mouvements anormaux de la face, sans mouvements respiratoires thoraciques. Des matières fécales sont évacuées en abondance ; puis le lapin se couche sur le flanc, renverse la tête en arrière, fait avec les pattes des mouvements de course, puis demeure immobile, cessant de respirer. Après une courte pause, pendant laquelle se produit de l'exophtalmie (le réflexe cornéen est aboli), le lapin fait 4 ou 5 baillements respiratoires profonds, puis reste inerte. La cage thoracique étant rapidement ouverte, on constate que les ventricules sont arrêtés en systole, les oreillettes présentent encore quelques contractions faibles et espacées. Le sang est liquide dans tout l'appareil circulatoire. Cet ensemble de phénomènes s'est déroulé en 2 à 4 minutes en généra'.

Un lapin anaphylactisé par 4 ou 5 injections de sérum de cheval reçoit 2 centimètres cubes de sérum dans la veine de l'oreille. Il présente les premiers symptômes ci-dessus décrits : pseudo-éternuement, anxiété, agitation, polypnée, émission de matières fécales; puis, tous ces phénomènes disparaissent rapidement (un quart d'heure environ) ; l'animal semble tout à fait rétabli. Mais quelques jours après, ce même lapin devient cachectique : il est amaigri, son squelette soulève partout la peau ; le poil devient sec, terne, hérissé, tombant par places et se laissant arracher avec facilité ; la peau est écailleuse; le lapin est en général inerte, l'œil terne, l'oreille tombante ; par transparence, l'oreille est pâle, une incision pratiquée sur son bord ne donne qu'une gouttelette de sang. Le sang contient un nombre considérable de leucocytes; les hématies sont diminuées de nombre; la teneur du sang en hémoglobine est abaissée. Souvent on voit se produire des plaques d'une nécrose cutanée et sous-cutanée envahissante, notamment dans la région croupière. Le lapin finit par mourir dans le marasme, après plusieurs semaines, sans avoir présenté d'accidents aigus.

Tels sont les faits signalés par M. Arthus. Il importe de remarquer que les phénomènes d'anaphylaxie provoqués chez le lapin par le sérum de cheval sont de deux sortes : 1° des phénomènes généraux ; 2° des phénomènes locaux.

Les phénomènes généraux nous paraissent tout à fait comparables aux phénomènes décrits par M. Richet ; nous les désignerons, pour abréger, sous le nom de *phénomènes de Richet*. Quant aux phénomènes locaux, ils ont été signalés pour la première fois par M. Arthus ; nous suivrons l'exemple donné par M. Marfan et nous les désignerons sous le nom de *phénomènes d'Arthus*.

A la suite de ces expériences, M. le professeur Arthus s'est demandé si l'homme ne présenterait pas, sous l'influence d'injections répétées de sérum, un état anaphylactique et des accidents locaux ou généraux semblables à ceux qu'il a constatés chez le lapin. Cette importante question ne semble pas encore résolue. Voici, toutefois, quelques faits qui semblent montrer que l'homme peut être anaphylactisé par et pour certains sérums.

En premier lieu, nous citerons deux cas graves de collapsus cardiaque qui se produisirent chez des malades ayant reçu déjà un assez grand nombre d'injections de sérum de chien. Ces faits ont été signalés par M. Boinet, professeur à l'Ecole de médecine de Marseille. Une demi-minute après une injection de 2 centimètres cubes de sérum de chien, faite sous la peau des flancs, et qui, d'après M. Boinet, avait dû pénétrer directement dans le torrent circulatoire, il se produisit de l'affolement, puis de la défaillance et de la faiblesse du cœur, avec sueurs profuses et rougeur vive, intense, subite et passagère de la peau. Pendant un quart d'heure, le pouls est resté petit, mou, précipité, filiforme, et ce n'est qu'au bout de quelques minutes que les battements du cœur sont redevenus normaux.

Nous mentionnerons, en outre, une très intéressante observation de MM. A. Dupuy et G. Thiry. Appelés à traiter un malade atteint de la morve, MM. Dupuy et Thiry firent treize injections sous-cutanées de sérum de bœuf, chacune de

20 centimètres cubes, entre le 13 août et le 21 septembre 1898. Voici ce qu'ils constatèrent pendant et après ce traitement : 1° de la polyurie ; 2° après chacune des treize injections, un malaise général, de la courbature, une hyperthermie plus ou moins passagère et plus ou moins élevée ; 3° après la deuxième injection, une urticaire généralisée avec vertiges et nausées. Il en fut de même après la troisième. Après la quatrième, une plaque érythémateuse des dimensions de la main ouverte, sur la paroi abdominale, autour du point d'inoculation. Après la douzième injection, deux minutes environ après que la canule était retirée, le malade se leva brusquement sur son séant, la face anxieuse et congestionnée, pris pendant quelques minutes de quintes de toux et de dyspnée intense ; il pensa « qu'il passait ». Immédiatement après la treizième injection, même scène, mais encore plus dramatique. Autour du point d'inoculation, le malade garda en outre, toute la journée, une boule d'œdème ayant environ les dimensions d'une main ouverte. A la suite de ces derniers incidents dont la gravité possible échappait à toute prévision, MM. Dupuy et Thiry cessèrent l'emploi du sérum. Si nous comparons ces résultats aux expériences de MM. Beclère, Cambon et Ménard qui, en une heure, injectaient sans accident local ou général, plus de 1 litre 5 de ce sérum, il faut convenir que les faits de MM. Dupuy et Thiry constituent un argument de grande valeur en faveur de la possibilité de l'anaphylaxie chez l'homme par et pour le sérum de bœuf.

Enfin, au cours de leurs recherches sur la pathogénie des accidents séro-thérapiques chez l'homme, MM. Marfan et Le Play sont arrivés aux conclusions suivantes :

1° Les réinjections de sérum antidiphtérique, répétées plus ou moins fréquemment et à intervalles variables, ne provoquent pas, chez l'homme, dans les conditions où elles sont faites pour la thérapeutique de la diphtérie, de réactions locales analogues à celles que M. Arthus a observées constamment chez le lapin à qui on injecte, d'une façon systématiquement répétée, du sérum de cheval;

2° Toutefois, on peut, chez l'homme, provoquer des phénomènes analogues à ceux que M. Arthus a constatés chez les animaux, lorsqu'on réinjecte du sérum à un sujet qui vient d'avoir, à la suite d'une injection antérieure, une urticaire intense, généralisée, fébrile, avec formation de précipitines; dans ces conditions, on voit apparaître en moins de vingt-quatre heures, au niveau de la nouvelle injection, une tuméfaction œdémateuse étendue, avec douleur, chaleur, rougeur et parfois teinte ecchymotique; la tuméfaction peut s'étendre jusqu'aux ganglions correspondants et détermine parfois une poussée fébrile. Ces accidents ne durent pas longtemps; ils se dissipent sans suppuration et sans laisser de suites. Ils semblent dus à la précipitation presque immédiate du sérum injecté dans les mailles du tissu cellulaire sous-cutané. Lorsqu'ils se produisent, il n'y a jamais d'urticaire, de douleurs, en un mot pas d'accidents sériques généralisés;

3° Chez l'homme, les accidents sériques ne s'aggravent pas toujours progressivement par la répétition des injections et on ne peut les attribuer sans réserves à une hypersensibilisation ou anaphylaxie;

4° Un cas unique, dans lequel des circonstances particulières ont obligé à pratiquer des injections de sérum antidiphtérique, durant près de trois ans, tous les mois ou tous les deux mois environ, prouve que des phénomènes de réaction locale peuvent se produire au niveau du point de réinjection sans qu'on trouve de précipitines dans le sang; mais certaines recherches permettent de supposer que, dans ce cas, la formation des précipitines est surtout locale et n'a guère lieu qu'au niveau du point de réinjection.

Telles sont les connaissances que nous avons sur l'anaphylaxie.

On peut se demander si cette notion nouvelle ne doit pas intervenir en pathologie. M. Richet, en effet, serait porté à admettre que la tuberculine est douée d'un pouvoir anaphylactique qui expliquerait la réaction du tuberculeux à la suite d'une injection de cette substance. De son côté, M. le professeur Lépine serait disposé à croire que la toxine de la grippe possède une action anaphylactique au moins aussi évidente.

Quoi qu'il en soit, nous pensons que cette question mérite d'attirer, plus qu'elle ne l'a fait jusqu'ici, l'attention du monde médical.

Pour nous, c'est dans le but de faire œuvre utile, bien qu'extrêmement modeste, que nous avons entrepris les recherches que nous allons exposer maintenant.

DEUXIÈME PARTIE

RECHERCHES PERSONNELLES

Sur les conseils de notre Maître, M. le professeur Arthus, nous nous sommes proposé de rechercher si les liquides albumineux, d'une façon générale, sont susceptibles de provoquer chez le lapin des accidents analogues à ceux qui sont déterminés par le sérum de cheval. Dans ce but, nous avons utilisé l'albumine d'œuf et le lait dégraissé, qu'il nous était facile d'obtenir dans des conditions d'asepsie parfaite.

Expériences faites avec l'albumine d'œuf

Nous avons employé des œufs de poule très frais.

Pour en extraire l'albumine aseptiquement, nous flambons un bout de l'œuf, puis à ce niveau nous faisons un trou avec une pointe métallique flambée ; enfin, par ce trou nous aspirons le liquide albumineux au moyen d'une seringue de Debove. Celle-ci est stérilisée au préalable en la plaçant dans un vase contenant de l'eau que l'on porte à l'ébullition pendant vingt minutes au moins.

Au moment de pratiquer les inoculations, nous coupons très ras les poils de l'animal sur une surface de quelques centimètres carrés, puis nous frottons la région ainsi préparée avec un tampon de ouate imbibé de solution de sublimé à 1 pour 1000, après quoi nous essuyons avec de la ouate aseptisée.

Nos injections ont été de 1 cc. 5 par kilogramme d'animal, sauf dans quelques cas particuliers, que nous signalerons dans ce travail, où la quantité injectée a été réduite à 1 centimètre cube.

Nous ne décrirons pas avec détails toutes les expériences que nous avons faites. Nous nous bornerons à présenter d'une façon complète celles qui nous paraissent typiques, en les groupant de manière à en faire apparaître facilement la signification.

A. — Cas dans lesquels nous n'avons eu a constater que des accidents généraux. — *Première expérience.* — A un jeune lapin de 2 kilogrammes nous faisons, le 19 mai, une injection de 3 centimètres cubes d'albumine dans la veine marginale externe de l'oreille. Au bout d'une minute, il se produit de la polypnée ; l'animal est abattu, mais il revient très rapidement à son état normal.

La même injection est renouvelée le 24 mai, soit 5 jours après. Nous notons encore de la polypnée et de l'abattement, puis quelques mouvements convulsifs des membres. Ces phénomènes cessent au bout d'une dizaine de minutes.

Cinq jours après, nous faisons une troisième injection. Cette fois-ci, l'animal semble la supporter plus difficilement. Nous observons, en effet, une polypnée très accentuée, de l'abattement, de la raideur de la nuque et quelques mouvements convulsifs des pattes de devant. Enfin, au bout d'une demi-heure, l'animal est sorti de cette crise pour revenir à son état normal. Nous le surveillons le lendemain et les jours suivants : nous constatons qu'il mange aussi bien que les autres et qu'il a les apparences d'une santé parfaite.

Quatre jours après cette troisième injection, c'est-à-dire par conséquent 14 jours après la première, nous en faisons une quatrième, toujours dans les mêmes conditions. Immédiatement après l'injection, l'animal est inquiet et va se réfugier dans un coin, mais il ne peut faire que quelques pas ; il semble ne plus pouvoir se servir des pattes de derrière, il s'affale sur le ventre, la tête redressée en arrière ; une polypnée très violente se déclare ; il veut se relever, mais il n'y parvient pas ; il fait alors quelques mouvements avec les pattes de devant comme pour courir, puis se couche sur le côté gauche, se contracte violemment, a le hoquet et meurt.

Deuxième expérience. — Un lapin de 3 k. 200 reçoit, le 27 juin, une injection de 4 cc. 8, soit encore 1 cc. 5 par kilogramme, dans la veine de l'oreille : polypnée, abattement, retour à l'état normal au bout de 10 minutes.

Quatre jours après, nous faisons une injection de 3 cc. 2 seulement, soit 1 centimètre cube par kilogramme : mêmes phénomènes que pour la première injection. Au bout de 15 à 20 minutes, l'animal va et vient dans son écurie comme avant l'expérience. Les jours suivants nous pouvons constater qu'il mange de fort bon appétit et qu'il ne présente aucun symptôme de maladie.

Enfin le 6 juillet, c'est-à-dire 9 jours après la première injection, nous faisons encore une injection de 3 cc. L'animal reste une demi-minute sans paraître souffrir, puis la respiration devient extrêmement précipitée ; il veut changer de place, mais les jambes de derrière semblent paralysées ; le poids de la tête paraît entraîner tout le corps, tantôt à droite, tantôt à gauche ; il se laisse aller sur le ventre ; il se produit alors une abondante évacuation de matières fécales ; au bout de quelques minutes de calme, le lapin se contracte convulsivement, pousse un cri déchirant et meurt.

Troisième expérience.—Un lapin de 1.900 grammes reçoit, le 19 mai, une injection de 2 cc. 8 sous la peau de la cuisse. Nous ne notons aucun phénomène particulier, si ce n'est un peu de polypnée. La résorption se fait bien et assez rapidement. L'injection est renouvelée 6 fois, à intervalles réguliers de 5 jours, dans l'espace d'un mois, et toujours dans les mêmes conditions. Nous ne constatons aucune réaction locale bien appréciable; la résorption s'est toujours effectuée rapidement, mais l'animal a maigri; le 19 juin, il ne pèse plus que 1740 grammes. Ce jour-là, nous lui injectons la même dose d'albumine dans la veine de l'oreille ; il meurt au bout de 4 ou 5 minutes, après avoir présenté des phénomènes aigus semblables à ceux que nous avons décrits dans les deux premières expériences.

Quatrième expérience. — Nous avons injecté dans le péritoine d'un lapin de 1,850 grammes, et successivement, à 4 ou 5 jours de distance, 9 doses de 2 cc. 75 d'albumine, entre le 19 mai et le 7 juillet. Jusque-là, il les supporte très bien. Cependant nous constatons un certain amaigrissement à partir du 30 juin. Nous le pesons une dernière fois le 7 juillet et nous voyons qu'il a perdu plus de 200 grammes. Nous faisons alors une injection intraveineuse de 2 centimètres cubes seulement, soit de 1 cc. 25 environ par kilogramme d'animal. Ce lapin meurt au bout d'une minute.

Nous avons fait l'autopsie de tous ces animaux immédiatement après leur mort. Nous avons toujours trouvé le sang d'une fluidité parfaite, et nous n'avons pu constater aucune lésion dans les différents organes.

Ces expériences nous paraissent concluantes et peuvent être rapprochées, croyons-nous, de celles de M. Richet sur la congestine. L'albumine d'œuf injectée dans les veines d'un lapin normal, à la dose de 1 cc. 5 par kilogramme d'animal, ne provoque que de légers troubles passagers ; injectée, à la même dose ou à une dose inférieure et dans les mêmes conditions, à des lapins préparés déjà par plusieurs injections préalables soit intraveineuses, soit sous-cutanées, soit intrapéritonéales, elle détermine des phénomènes anaphylactiques qui amènent la mort très rapidement.

B. — Cas dans lesquels nous avons pu constater des accidents locaux. — *Première expérience*. — Un lapin de 1,750 grammes reçoit, le 19 mai, une injection de 2 cc. 6 d'albumine sous la peau de l'oreille. Nous ne constatons ni réaction locale, ni phénomène général appréciable. La résorption se fait très vite. Le lendemain, l'oreille ne présente aucune trace de l'injection.

Nous refaisons la même injection cinq jours après : la résorption se fait également très vite. Ce lapin meurt le lendemain. Nous ne pensons pas pouvoir attribuer cette mort à un phénomène d'anaphylaxie. Si nous citons cet exemple, c'est uniquement pour montrer que deux inejctions successives faites sous la peau de l'oreille n'ont pu déterminer aucune réaction locale.

Deuxième expérience. — A un lapin de 1,950 grammes nous faisons dans la fesse huit injections intra-musculaires de 3 centimètres cubes d'albumine dans l'espace de quarante-cinq jours. L'animal n'en paraît nullement incommodé et nous ne constatons aucune réaction locale nettement accusée. Nous faisons alors une neuvième injection sous la peau de l'oreille, et nous remarquons que la résorption ne se fait plus ; le lendemain et les jours suivants, nous voyons une oreille œdémateuse et congestionnée, qui nous rappelle les premières lésions constatées par M. Arthus chez les lapins, après plusieurs injections de sérum de cheval. Nous regrettons que la nécessité de terminer hâtivement notre thèse ne nous permette pas de pousser notre expérience plus loin. Mais il est probable que de nouvelles injections nous donneraient des phénomènes locaux de plus en plus accentués.

Troisième expérience. — Nous traitons de la même manière un lapin de 1,680 grammes. Seulement, cette fois-ci, nous faisons nos injections sous la peau de l'abdomen. Au bout de quatre injections, nous remarquons que la peau du ventre, du côté où nous avions fait nos injections, n'a pas la même souplesse que de l'autre côté. Nous poussons alors notre cinquième injection sous la peau du côté sain. Cinq jours après, nous faisons une sixième injection dans la même région. L'animal meurt au bout de quelques minutes. Cette mort rapide nous a surpris : peut-être provient-elle de ce que l'injection a pu pénétrer dans une petite veine? Quoi qu'il en soit, et c'est là-dessus que nous désirons appeler l'attention, l'autopsie de ce lapin nous a permis de constater une modification profonde du tissu cellulaire sous-cutané dans la zone des injections. Nous avons trouvé, en effet, sur une surface de quelques centimètres carrés, une sorte de plastron jaunâtre, sous-cutané, adhérent et d'une épaisseur de deux millimètres environ.

Tels sont les phénomènes locaux que nous avons pu observer au cours de nos expériences. Ils nous paraissent comparables aux phénomènes d'Arthus.

Expériences faites avec le lait dégraissé

Nous avons fait ces expériences avec du lait complètement dégraissé afin qu'on ne puisse pas attribuer les lésions locales consécutives aux injections à la présence des corps gras, dont la résorption se fait toujours mal.

Nous avons pris du lait de vache frais, de réaction alcaline, que nous avons porté trois fois de suite, à un jour d'intervalle chaque fois, à une température de 110 degrés, pendant une demi-heure, dans un autoclave de Chamberland, en ayant soin chaque fois de le débarrasser par siphonage de la couche de beurre qui se forme à sa surface. La partie liquide obtenue de la sorte après la troisième stérilisation a été répartie dans un assez grand nombre de matras stérilisés, de façon que chacun d'eux en renfermât une quantité suffisante pour toute une série d'injections, et que l'on a fermés à la lampe.

Comme pour l'albumine d'œuf, nos injections ont été de 1 cc. 5 par kilogramme d'animal.

A.—Cas dans lesquels nous n'avons eu a constater que des accidents généraux.—*Première expérience.*—Un lapin de 1,650 grammes reçoit, le 22 mai, une injection intraveineuse de 2,5 centimètres cubes de lait dégraissé. Nous ne constatons qu'un peu de polypnée qui cesse rapidement. La même injection est répétée le 29 mai, soit 7 jours après : nous ne remarquons aucun phénomène grave immédiat, mais le lapin meurt le lendemain. Nous ne sommes pas certain de pouvoir mettre cette mort sur le compte de l'anaphylaxie; d'ailleurs peu nous importe : tout ce que nous voulons retenir de cette première expérience, c'est qu'une injection intraveineuse de lait dégraissé et stérilisé faite à un lapin normal, à raison de 1,5 centimètre cube par kilogramme d'animal, ne détermien l'apparition d'aucun phénomène grave.

Deuxième expérience.—Nous injectons à un lapin de 1,980 grammes 3 centimètres cubes de lait dans la cavité péritonéale et nous répétons 7 fois de suite, à intervalles égaux de cinq jours, la même injection dans l'espace de 35 jours. L'animal n'en paraît nullement incommodé et augmente assez sensiblement de poids. Cinq jours après la septième injection, nous faisons une injection intraveineuse de 3 centimètres cubes. Le lapin meurt au bout de deux minutes, après avoir présenté des symptômes semblables à ceux que nous avons signalés dans les précédentes expériences.

De ces deux expériences, nous croyons pouvoir conclure que le lait dégraissé est capable de déterminer chez le lapin, après un certain nombre d'injections, un véritable état d'anaphylaxie.

B. — CAS DANS LESQUELS NOUS AVONS PU CONSTATER DES ACCIDENTS LOCAUX. — *Première expérience.* — Nous injectons 3 centimètres cubes de lait dégraissé et stérilisé à un lapin de 2 kilogrammes, sous la peau de l'oreille. La résorption se fait rapidement et nous ne constatons, par la suite, aucun phénomène local. L'oreille, quelques heures après l'injection, est entièrement revenue à son état normal.

Deuxième expérience — Nous faisons à un lapin de 1,750 grammes 8 injections successives de 2 cc. 5 de lait dégraissé, sous la peau de la cuisse, dans un intervalle de 40 jours. Rien de particulier à signaler tant au point de vue local qu'au point de vue général. L'animal continue à se porter très bien et augmente de poids. Six jours après la huitième injection, nous en faisons une neuvième sous la peau de l'oreille. Nous constatons alors que la résorption ne se fait plus, et quelques jours après nous trouvons une oreille présentant, au niveau de l'injection, une plaque d'œdème avec congestion de la grandeur d'une pièce de 10 centimes.

Troisième expérience. — Enfin, nous injectons sous la peau de l'abdomen d'un lapin de 2 kilogrammes, et cela à huit reprises différentes, en 35 jours, trois centimètres cubes de lait. Au bout de ce laps de temps, nous le sacrifions et nous constatons dans la zone des injections une sorte de plaque jaunâtre tout à fait semblable à celle que nous avons signalée dans les expériences faites avec le blanc d'œuf.

Ici encore le temps nous empêche de pousser plus loin nos expériences en cours. Nous pensons, toutefois, que les résultats obtenus sont assez nets pour nous permettre de conclure à la production de lésions locales chez les lapins anaphylactisés par un nombre suffisant d'injections de lait dégraissé et stérilisé.

Expériences faites à la fois avec le lait dégraissé et l'albumine d'œuf

Première expérience. — Un lapin de 1,650 grammes reçoit successivement neuf injections intramusculaires de 2,5 centimètres cubes de lait dégraissé dans l'espace de quarante-cinq jours, toutes à cinq jours d'intervalle. Il n'en éprouve aucune gêne apparente. Au bout de quarante-cinq jours, nous lui faisons une injection intraveineuse de la même quantité de blanc d'œuf. Il meurt au bout de sept à huit minutes.

Deuxième expérience. — Nous faisons également à un lapin de même poids neuf injections intramusculaires de 2,5 centimètres cubes de blanc d'œuf dans la même période de temps. Comme le premier, il les supporte fort bien. Nous lui faisons ensuite une injection intraveineuse de la même quantité de lait dégraissé; il ne paraît éprouver aucun malaise et continue à vivre avec toutes les apparences d'une excellente santé.

Interprétation des résultats de nos expériences

Deux hypothèses, croyons-nous, peuvent être faites pour expliquer les résultats de nos expériences.

A. — On sait que, lorsqu'on injecte à un animal le sérum d'un animal d'une autre espèce, il apparaît, au bout d'un certain temps, dans le sang de l'animal injecté, des substances particulières, auxquelles on a donné le nom de précipitines, qui ont la propriété de précipiter *in vitro* le sérum qui a été injecté. Ces précipitations sont spécifiques, en ce sens qu'elles ne donnent de précipité qu'avec le sérum de l'espèce qui a fourni le sérum injecté et qu'elles n'en fournissent pas avec le sérum d'autres espèces.

Faut-il admettre que les accidents, locaux ou généraux, que nous avons constatés, sont une conséquence de la formation de ces précipitines, lesquelles, déterminant la précipitation des liquides injectés, provoqueraient des embolies multiples? Nous ne le pensons pas, et cela pour de nombreuses raisons :

1° D'abord rien ne prouve que la précipitation que l'on obtient *in vitro* puisse se produire dans le plasma circulant. Pourquoi cette précipitation ne serait-elle pas, comme la coagulation du sang, la conséquence d'un phénomène extra-vasculaire ?

Nous serions d'autant plus portés à l'admettre que certains faits expérimentaux semblent démontrer que l'existence de précipitines dans le sang de l'animal injecté ne suffit nullement pour qu'il se produise des accidents locaux. Nous savons, en particulier, par les travaux de MM. Widal et Rostaine, qu'un sérum de cheval préparé, capable de produire une abondante quantité de précipitines *in vitro*, par mélange avec un sérum humain, peut être injecté à l'homme dans les veines à doses thérapeutiques sans déterminer d'accidents sériques.

2° Des accidents locaux, au contraire, peuvent se produire chez l'homme à la suite d'une $n^{ième}$ injection de sérum sans que l'on puisse, dans certains cas, constater la présence des précipitines dans le sang de la personne injectée. Cela résulte tout au moins d'une observation de M. Marfan, que nous avons citée plus haut.

3° D'autre part, la symptomatologie constante des accidents généraux qui se sont produits à la suite d'une injection intraveineuse chez nos lapins anaphylactisés par plusieurs injections antérieures, ne paraît guère pouvoir cadrer avec l'hypothèse d'une précipitation intravasculaire, laquelle, croyons nous, devrait produire des phénomènes variables suivant la localisation des embolies.

4° Enfin, la mort que nous avons déterminée par une injection intraveineuse de blanc d'œuf chez des lapins anaphylactisés par le lait dégraissé est en contradiction formelle avec la spécificité des précipitines.

B. — La seconde manière d'expliquer les phénomènes d'anaphylaxie que nous avons constatés dans nos expériences consiste à admettre que ces phénomènes sont la conséquence d'une action toxique de la substance injectée sur l'organisme de l'animal anaphylactisé. La nature même des symptômes qui se produisent immédiatement avant la mort des lapins (*paraplégie, station et locomotion impossibles, polypnée, contractures, convulsions, émission de matières fécales*, etc.) constitue un excellent argument en faveur de cette interprétation.

Or, deux hypothèses peuvent être envisagées à ce propos :

1° La substance albuminoïde injectée devient toxique par suite de l'hypersensibilité des tissus de l'animal anaphylactisé, et plus particulièrement de son système nerveux. Tout se passerait, comme le dit M. Richet, comme si la résistance du système nerveux à l'action de la substance injectée avait été détruite par les injections précédentes ;

2° La substance albuminoïde injectée subit dans l'organisme de l'animal anaphylactisé une transformation, dont l'un au moins des termes est une substance toxique.

Les éléments d'appréciation nous font défaut pour nous prononcer en faveur de l'une ou de l'autre de ces deux hypothèses. C'est à l'expérience, et à l'expérience seule, de décider.

CONCLUSIONS

1° Les injections de blanc d'œuf aseptique, sous-cutanées, intrapéritonéales, intramusculaires et intraveineuses, pratiquées chez le lapin à raison de 1,5 centimètre cube par kilogramme d'animal, ne produisent aucun accident, immédiat ou tardif, local ou général.

2° Si ces injections sont répétées un certain nombre de fois chez le même animal, à la même dose que ci-dessus ou même à une dose inférieure, il se produit au bout d'un certain temps une modification de l'organisme du lapin (anaphylaxie) entraînant la production d'accidents locaux et généraux à la suite de la $n^{iéme}$ injection.

a). Les accidents locaux se produisent à la suite d'une injection sous-cutanée d'albumine d'œuf; ils sont essentiellement caractérisés au début par la formation d'une rougeur et d'un œdème assez prononcé dans la zone de la dernière injection.

b). Les accidents généraux se manifestent à la suite d'une injection intraveineuse; ils sont caractérisés par divers symptômes apparaissant très peu de temps après l'injection et conduisant rapidement à la mort.

3° On peut obtenir, au degré d'intensité près, des phénomènes analogues en substituant les injections de lait de vache, dégraissé et stérilisé, aux injections de blanc d'œuf.

4° Un animal anaphylactisé par une série d'injections de lait dégraissé et stérilisé, présente des accidents généraux, conduisant en quelques instants à la mort, à la suite d'une injection intraveineuse de blanc d'œuf.

5° Enfin nous pensons que l'on peut expliquer ces phénomènes en admettant que l'organisme du lapin est devenu sensible à l'action toxique des substances albuminoïdes, par suite d'injections répétées de ces substances à quelques jours d'intervalle.

BIBLIOGRAPHIE

Ch. Richet et Héricourt. — Effets lointains des injections de sérum d'anguille. (Comptes rendus de la Société de Biologie, séance du 29 janvier 1898, p. 137.)

Ch. Richet et Portier. — Action anaphylactique de certains venins. (Comptes rendus de la Soc. de Biol., séance du 15 février 1902, p. 170.)

Ch. Richet. — De l'action de la congestine (virus des actinies) sur les lapins et de ses effets anaphylactiques. (Comptes rendus de la Soc. de Biol., séance du 21 janvier 1905, p. 109.)

— De l'anaphylaxie après injections de congestine, chez le chien. (Comptes rendus de la Soc. de Biol., séance du 21 janvier 1905, p. 112.)

— Anaphylaxie par injections d'apomorphine. (Compt. rend. de la Soc. de Biol., séance du 10 juin 1905.)

A. Knorr. — Experimentelle Untersuchungen über die Grenzen der Heilungsmöglichkeit des Tetanus durch Tetanusheilserum. Marbourg, 1895.

E. von Behring. — Article « Allgemeine Therapie der Infectionskrankheiten », in Lehrbuch der Allgemeinen Therapie und der therapeutischen Methodik. Vienne, 1899.

E. von Behring et Kitashima. — Ueber Verminderung und Steigerung der ererbten Giftempfindlichkeit. (Berlin. klin. Vochensch., 11 février 1901, p. 157.)

V. Aducco. — Action plus intense de la cocaïne quand on en répète l'administration à court intervalle. Archives ital. de Biol., 1894, XX, p. 32.

M. Arthus. — Injections répétées de sérum de cheval chez le lapin. (Réunion biologique de Marseille, séance du 16 juin 1903, in Comptes rendus de la Société de Biologie, 1903, p. 817.)

M. Arthus et M. Breton. — Lésions cutanées produites par les injections de sérum de cheval chez le lapin anaphylactisé par et pour ce sérum. (Réunion biologique de Marseille, séance du 16 novembre 1903, in Comptes rendus de la Société de Biologie, 1903, p. 1478.)

Ed. Boinet. — Des sérums anticancéreux dans le cancer du larynx et le cancer en général. (Article du « Traité de Thérapeutique appliquée » publié sous la direction de Albert Robin. Fascicule VII.)

A. Dupuy et G. Thiry. — Essai de sérothérapie (sérum de bœuf) dans un cas de morve humaine paraissant suivi de guérison. Journal de Physiologie et de l'athologie générale, publié par MM. Bouchard et Chauveau, mars 1901.)

Marfan et Le Play. — Recherche sur la pathogénie des accidents sérothérapiques. (Bulletins et Mémoires de la Société médicale des hôpitaux de Paris, séance du 24 mars 1905.)

Widal et Rostaine. — Pathogénie des accidents sériques. (Bulletins et Mémoires de la Société médicale des hôpitaux de Paris, séance du 26 mai 1905.)

R. Lépine. — Sur l'anaphylaxie. Article publié dans la « Semaine médicale », n° 9, 1er mars 1905.